HYGIÈNE

DE LA VUE

Par le docteur J. DUMAZ,

Ex–chef de clinique ophthalmologique, ancien interne des hôpitaux
de Paris, membre de la Société médicale de Chambéry, de la
Société d'histoire naturelle, d'histoire et d'archéologie et
membre correspondant de l'Académie de Savoie.

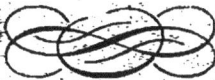

CHAMBÉRY

IMPRIMERIE CHATELAIN, SUCCESSEUR DE F. PUTHOD
24, RUE DU VERNEY, 24.

1875

HYGIÈNE

DE LA VUE

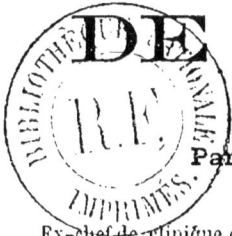

Par le docteur J. DUMAZ,

Ex-chef de clinique ophthalmologique, ancien interne des hôpitaux
de Paris, membre de la Société médicale de Chambéry, de la
Société d'histoire naturelle, d'histoire et d'archéologie et
membre correspondant de l'Académie de Savoie.

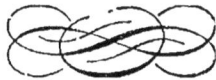

CHAMBÉRY

IMPRIMERIE CHATELAIN, SUCCESSEUR DE F. PUTHOD,
24, RUE DU VERNEY, 24.

—

1875

HYGIÈNE DE LA VUE

La vue est le plus précieux de nos sens. Chaque jour nous l'affirmons en disant : Je tiens à cela comme à la prunelle de mes yeux.

L'œil est le premier organe des sens qui fonctionne. L'enfant perçoit la lumière dès qu'il est hors du sein de sa mère ; ses yeux, éblouis d'abord, ne tardent pas à rechercher la clarté du jour. Il n'est pas étonnant que ce premier acte de la vie ait été choisi pour en indiquer le début : voir le jour, c'est naître.

Le nouveau-né est impressionné par la lumière et les objets extérieurs, alors que ses autres sens sont encore à l'état d'ébauche et ne lui fournissent que peu ou pas de sensations. Depuis son berceau, il communique avec le monde par l'intermédiaire de ses yeux. Après quelques semaines, l'ouïe lui procure de nouvelles sensations, moins vagues peut-être que celles du goût et du tact ; mais la vue conserve toujours sa prépondérance et fait de ce petit être, encore incomplet, une créature déjà supérieure à celles qui sont placées au-dessous de lui dans l'échelle animale. Par ses yeux, il exprime sa joie de voir sa mère ou la souffrance d'un malaise. Larmes ou sourires, air grave ou vif, caractère, intelligence, âme, tout est déjà dans son regard.

L'organe de la vue acquiert très vite son développement complet ; avant la sécrétion de la première larme, il a presque le volume qu'il aura plus tard. Entre l'œil de l'enfant et celui de l'adulte, il y a peu de différence.

J'ai dit que la vision est le sens le plus précieux. En effet, quel est le plus malheureux, l'aveugle ou le sourd-muet? Je réponds : l'aveugle. Connaissez-vous rien de plus triste que de ne plus voir ce qu'on aime? N'est-ce pas plus affreux que de ne l'avoir jamais connu? Le muet, dont le mutisme est une conséquence de la surdité, peut aujourd'hui, non-seulement apprendre à lire et à écrire, mais encore à parler, arriver par l'exercice à lire les mots sur la bouche de son interlocuteur et à prononcer la réponse. Du reste, il se suffit à lui-même par le langage mimique ou graphique. Tandis que l'infortuné frappé par l'ophthalmie ou l'amaurose est souvent réduit à demander protection à un chien. Ajoutez à cela que la cécité quelquefois est la conséquence de l'accomplissement du plus noble des devoirs, le travail, et vous saisirez d'un coup toute l'étendue et les suites du mal qui frappe la vue d'un père de famille.

Le nombre des personnes affectées de vision défectueuse est sans cesse croissant. Ici, comme en toute chose, l'ignorance cause à l'homme la plupart de ses maux. Si on pouvait tout savoir, on éviterait bien des misères.

Oui, non-seulement il faudrait tout savoir, mais observer toutes les indications fournies par la science, fruit de la laborieuse recherche de tous les siècles passés. Hélas! cela ne se peut. Les chercheurs ont beau avertir des dangers inhérents aux grandes agglomérations d'hommes, ou à l'abus de l'alcool, par exemple, on n'en continue pas moins à agrandir les grandes villes, et le buveur ne renonce à son défaut que le jour où la souffrance l'empêche de porter le verre à ses lèvres. Et quand la maladie vient ravager ou étioler lentement une population qui vit dans des conditions antihygiéniques, on accuse le sort, le destin, et jamais soi-même. Comme la plante, comme tout être vivant, l'homme ne peut se développer et vivre en parfaite santé que dans des conditions déterminées. Quand il ne les observe pas, la nature le châtie inexorablement ; car peut-elle écouter les plaintes de l'agriculteur qui s'est obstiné à cultiver la vigne là où elle ne trouve point fécondité et chaleur ? Peut-elle changer ses lois pour les lamentations de la mère coupable d'avoir laissé dépérir son enfant dans une habitation insalubre ? La relation entre la cause et l'effet est aussi fatale que le retour des saisons, et c'est à nous, connaissant la première, à éviter la seconde. La nature ne s'inquiète pas si nous le pouvons ou non.

Entre l'inflexibilité des lois physiques et l'ignorance, source de misères et de souffrances, vient se placer, pour ceux qui savent, le devoir de vulgariser le fruit de leurs études.

Dans ce travail je ne m'adresse pas aux médecins, j'écris pour tout le monde. Je tâcherai de faire usage le moins possible des termes et des détails scientifiques.

J'exposerai d'abord en quelques mots la conformation de l'œil et les diverses sortes de vue, avant d'indiquer les soins hygiéniques que celles-ci réclament.

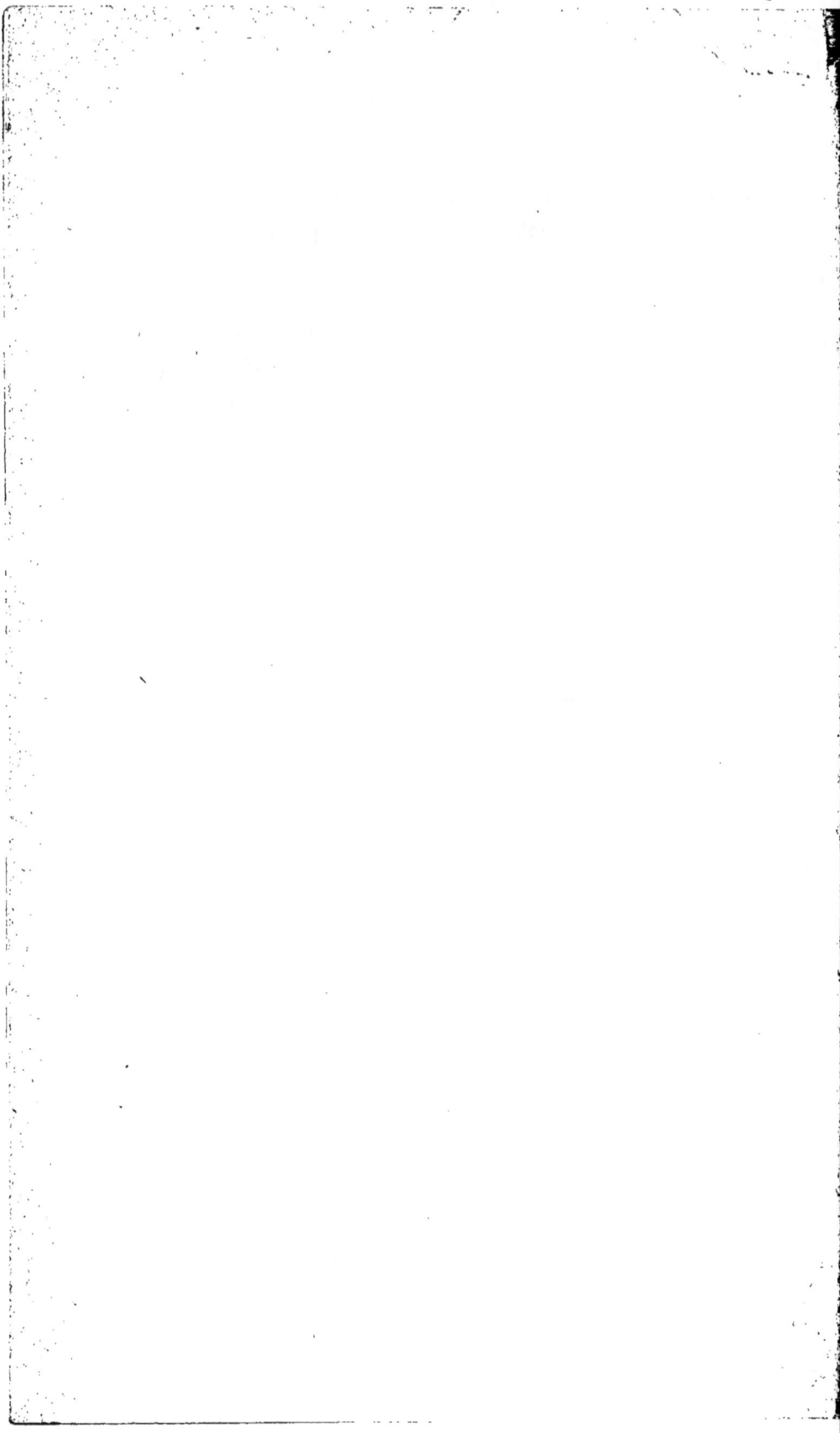

PREMIÈRE PARTIE

CHAPITRE Ier.

De l'œil.

L'œil est une sphère creuse de la grosseur d'une petite noix. Logé dans l'orbite, et visible par l'écartement des paupières, cet organe se présente sous la forme d'un globe de couleur blanche, mobile en tous sens, sur le devant duquel apparaît l'iris, partie diversement colorée, en gris, bleu, brun ou noir, suivant les personnes et les races.

Le milieu de l'iris est occupé par la pupille, point noir, qui devient très petit au grand jour, et très grand dans la demi-obscurité. (Pl. I, fig. 1, 2, 3.) Dans l'œil considéré de profil, l'iris semble bombé. Cela tient à ce qu'il est recouvert, comme une montre par son verre, par une lame transparente, convexe, d'aspect vitreux, qui a reçu le nom de Cornée. (Pl. II, fig. 4.)

L'anatomie nous apprend que la pupille est un trou par où la lumière pénètre dans l'œil. (Pl. II, fig. 6.) Appliquée à plat contre ce trou, derrière l'iris, dans l'intérieur de l'organe, il y a une loupe ou lentille biconvexe, translucide et consistante comme une gelée incolore. C'est le Cristallin; il a sept à huit millimètres de large et trois à quatre d'épaisseur. (Pl. II, fig. 6.)

Toujours invisible du dehors, parce que l'intérieur de l'œil est obscur, le cristallin devient apparent quand il est atteint de cataracte ; la pupille alors est colorée en blanc grisâtre.

Intérieurement, la chambre oculaire est tapissée par la Rétine, pellicule très mince douée de la propriété de percevoir la lumière ; en outre, elle est complètement remplie par un liquide aqueux très limpide.

De tous ces détails, il faut surtout retenir, pour l'intelligence des explications subséquentes, que l'œil est une sphère creuse, percée d'un trou, derrière lequel il y a une lentille convergente.

Laissons de côté les autres détails de structure, la cornée, ou lame vitreuse placée devant l'iris, et le liquide qui remplit l'organe ; ils ne sont pas nécessaires pour comprendre le rôle optique de l'œil.

CHAPITRE II.

De la vision.

Il est une expérience qui fait comprendre immédiatement le phénomène de la vision ; j'engage le lecteur à la reproduire. Elle consiste à prendre un morceau de carton blanc et une lentille biconvexe très puissante ; on applique celle-ci à plat sur celui-là, et on l'en éloigne peu à peu, jusqu'à ce qu'on voie se dessiner, sur le carton, une petite image renversée, très nette, des objets situés vis-à-vis. (Pl. III, fig. 8.) En écartant ou en rapprochant trop la lentille, l'image devient confuse, car la distance, à laquelle

elle est le plus nette, dépend de la puissance focale du verre convergent. (Fig. 9.)

Ce phénomène donne une idée de ce qui a lieu pour l'œil. Les rayons lumineux pénètrent par la pupille, traversent le cristallin ou lentille oculaire et vont faire image sur le fond de l'organe. Les physiologistes ont vérifié le fait sur des yeux d'animaux auxquels ils avaient pratiqué une petite ouverture latérale ; ils ont constaté, sur le fond de l'organe visuel, la production d'une petite image renversée, analogue à celle qu'on obtient avec une forte lentille biconvexe, placée à la distance convenable au-devant d'un écran.

Tel est le phénomène optique de la vision [1].

[1] Le lecteur a déjà fait sans doute cette réflexion : Comment voyons-nous droits les objets qui se peignent sans dessus dessous sur le fond de l'œil ? Voici la réponse à cette question.

La rétine ne voit pas plus l'image qu'un appareil à photographier ne voit les personnes placées devant lui. Sa structure la rend capable d'être impressionnée par les rayons lumineux, comme la peau est construite de façon à nous informer du contact des corps. Toutes deux sont des points spéciaux pour que l'impression de la lumière et des choses soit transmise au cerveau par l'intermédiaire des nerfs. La rétine ne voit pas plus la maison que la main ne distingue l'argent du cuivre. Le cerveau, averti par l'intermédiaire des nerfs particuliers, rapporte la source lumineuse dans une direction corrélative au point impressionné sur la rétine, de la même manière qu'il rapporte devant ou derrière la position d'un corps qui a heurté la peau du dos ou celle de la poitrine.

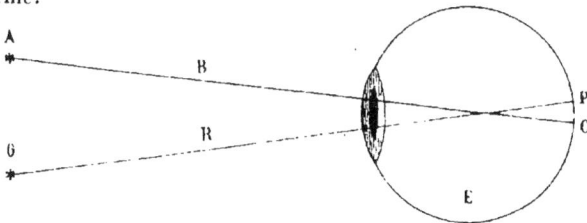

Quelques considérations sur les variations de la distance entre la lentille et l'écran vont nous faire comprendre les diverses espèces d'yeux et de vues.

CHAPITRE III.

Des différentes espèces d'yeux et de vues.

Nous venons de voir qu'en plaçant convenablement une lentille biconvexe devant un écran, on obtient une image des objets situés au loin. On peut faire trois suppositions relatives à la distance à donner entre le verre convergent et la surface qui reçoit l'image.

1ʳᵉ hypothèse. — La lentille est fixée devant l'écran à une distance telle que ce sont les choses très éloignées qui s'y dessinent avec netteté.

Un exemple rendra la démonstration plus claire : soit A une étoile ; A B, son rayon lumineux qui pénètre dans l'œil, E, et vient faire vibrer la rétine au point C. La lumière se propageant en ligne droite, on peut figurer l'origine de ce rayon et le point de l'organe où il frappe, unis par la ligne A B C. Le cerveau est informé par le nerf optique que le point C de la rétine est impressionné par la lumière ; il juge que si ce point C est entré en vibration, l'agent provocateur a suivi la route C B A ; comme il se rend compte que si la peau du talon vibre sous l'impression du calorique, cet agent est situé en bas et non pas près de l'épaule. Même raisonnement pour un autre rayon de lumière parti du point O, qui est arrivé en P sur la rétine. Quoique les deux objets A et O prennent sur la rétine une situation renversée, nous voyons parfaitement en haut celui qui y est réellement, et en bas celui dont la position est inférieure. Ce qui est vrai des deux points extrêmes d'un objet, l'est aussi de tous les autres intermédiaires.

Ainsi, en réalité, la rétine ne voit pas dans le sens ordinaire du mot ; et il est faux de poser la question ainsi : Pourquoi ne voyons-nous pas

Dans ce cas, l'intervalle entre les deux objets est insuffisant pour obtenir, avec la même précision, l'image de ce
qui est très rapproché. Pour cela, il faut augmenter la
puissance focale de la lentille, c'est-à-dire sa force de
convergence; on y arrive par l'addition d'une autre lentille biconvexe ou par la substitution d'un verre positif à
foyer plus court.

Transportons à l'œil cette considération. Nous savons
que le cristallin ne peut ni se rapprocher, ni s'éloigner du
fond de l'organe tapissé par la rétine, qui joue le rôle d'un
écran. Nous savons aussi que l'œil, dans lequel les choses
très éloignées font une image très nette sur la rétine, se
trouve dans les mêmes conditions que la lentille et l'écran
dans l'hypothèse ci-dessus; ce qui revient à dire que,
pour obtenir la même netteté dans les images des objets
rapprochés, il faut une augmentation de la puissance
focale du cristallin. Les recherches des physiologistes ont
démontré que cette augmentation de puissance focale de
la lentille oculaire a lieu, sous l'influence de notre volonté,
par l'exagération de sa biconvexité, et cela, proportionnel-
lement au rapprochement des objets à distinguer. On
appelle cela, *l'accommodation* de l'œil aux différentes distances.

La science a reconnu qu'un œil humain de 23 millimètres de longueur, est un organe normal, parce qu'il fonc-

---

renversés les objets qui se peignent sens dessus dessous sur le fond de
l'œil ? Car la rétine ne fait, comme les autres organes des sens, que de
recevoir l'impression destinée à être transmise au cerveau ; ce dernier
alors se rend compte que la place de l'agent provocateur est corrélative
du point qui, dans l'organe, a été impressionné ; en effet, le point C ne
peut vibrer que sous l'influence d'une lumière placée en A, de la même
façon que la peau du talon ne peut recevoir le contact, dans la station
verticale, que du corps sur lequel nous marchons.

tionne comme il vient d'être dit : il distingue très nettement de près et de loin. Il est conforme à cette première
hypothèse, énoncée plus haut : son cristallin est fixé au
devant de la rétine à une distance telle que ce sont les
objets très éloignés qui se dessinent sur elle avec la plus
parfaite netteté. On l'appelle, dans le langage scientifique,
emmétrope (du grec *en metron*), parce qu'il est construit
dans la mesure voulue pour l'accomplissement parfait des
phénomènes optiques.

2ᵉ hypothèse. — Supposons la lentille trop éloignée de
l'écran.

Ce ne sont plus alors les choses lointaines qui peuvent se
dessiner avec précision, mais seulement les objets rapprochés ; et plus cet écart s'accentue, plus il faut que l'objet
soit rapproché pour qu'il puisse se reproduire nettement
sur l'écran.

Cette supposition trouve son analogie dans notre organe de la vue, lorsqu'il a plus de 23 millimètres de long,
conformation dans laquelle, évidemment, le cristallin est
trop éloigné de la rétine. La conséquence d'une pareille
construction est que la vision, confuse pour tout objet
lointain, n'acquiert de la netteté que pour les choses rap-
prochées. L'œil dans ce cas est dit myope [1] et la portée
de sa vision d'autant plus courte qu'il a un axe plus
allongé.

3ᵉ hypothèse. — Dans une troisième hypothèse, le verre
convergent se trouve trop près de l'écran.

Il en résulte que tout objet, placé près ou loin, fait
une image peu nette et sa reproduction ne peut acquérir
de la précision que par l'augmentation de la puissance

[1] L'œil myope est aussi appelé *brachymétrope*, du grec, *brachys,*
courte, *metron*, mesure.

focale de la lentille. Certains yeux ont moins de 23 millimètres de longueur et conséquemment un cristallin trop rapproché de la rétine ; toute vision pour eux est indistincte à n'importe quelle distance. On les a appelé *hypermétropes* [1], parce que l'image visuelle ne peut être nette qu'au delà de leur mesure, derrière leur rétine, par opposition à celle du myope, qui ne l'est qu'au-devant de cette membrane.

Nous avons vu que nous pouvons donner à notre cristallin une forme plus bombée, ce qui nous permet d'accommoder notre œil à toutes les distances. Cette augmentation de puissance focale volontaire vient suppléer, dans l'œil trop court ou hypermétrope, le défaut de longueur, et, grâce à cet effort plus ou moins considérable, elle procure aux images visuelles la netteté qui leur manque. Malheureusement cet effort a des limites.

Résumons ce qui précède : L'œil normal a 23 millimètres de long ; dans ces conditions, il a sa lentille placée au-devant de sa rétine de telle sorte que les images visuelles des choses lointaines sont aussi nettes que possible. On l'appelle *emmétrope*.

L'œil myope a plus de 23 millimètres ; sa vision n'est précise qu'à courte portée.

L'organe hypermétrope, doué d'une longueur moindre, possède un éloignement insuffisant entre le cristallin et la rétine, ce qui rend sa vision dépourvue de netteté pour toutes les distances.

Ainsi nous pouvons avoir une idée de ces trois sortes de vue par les variations d'intervalle qu'on établit entre une lentille biconvexe et un écran. Mais il faut bien se

---

[1] Du grec, *hyper*, *metron*, outre mesure.

garder de croire que les myopes ou les hypermétropes ne *voient* pas les objets éloignés ; ils ne les *distinguent* pas avec netteté et précision, ce qui n'est pas synonyme.

L'effort pour augmenter la biconvexité du cristallin, ou autrement dit, accommoder l'œil à une courte distance, devient avec l'âge de plus en plus pénible.

Entre 45 et 50 ans, on commence à éprouver quelque fatigue pour le produire pendant longtemps et, bientôt après, on ne le peut plus. On a réservé la dénomination de presbytie (du mot grec, *presbys*, ancien) à cette impuissance provenant de l'âge. Le presbyte est obligé de mettre, au-devant de ses yeux, les verres convexes équivalant à cet effort d'accommodation, facile dans sa jeunesse, qui augmentait la puissance focale de son cristallin; ses lunettes sont, en effet, de faibles lentilles convergentes.

On le conçoit, l'hypermétropie et la presbytie se corrigent avec les mêmes verres, mais ne sont pas identiques. La première résulte d'une brièveté de l'organe, la seconde, de l'âge. La presbytie se fait sentir non-seulement sur l'œil normal, mais encore sur l'hypermétrope et le myope. J'indiquerai plus loin quels myopes deviennent presbytes, ce qui semble à tout le monde une absurdité.

Scientifiquement, c'est le médecin oculiste qui reconnaît, à l'aide d'un instrument, nommé *ophthalmoscope*, si un œil est emmétrope, myope ou hypermétrope. Je vais toutefois indiquer un procédé à l'aide duquel, dans beaucoup de cas, tout le monde peut reconnaître très approximativement à quel degré la vue est normale ou défectueuse.

On place le tableau de l'échelle de Snellen, planche IV, dans un excellent éclairage naturel ou artificiel, on se met à vingt pieds (6 mèt. 66 cent.) et on lit avec chaque œil, séparément et alternativement, sans verre, les lettres depuis les plus grosses jusqu'aux petites inscrites sous le n° 20.

Si la lecture de toutes ces lettres est facile avec chaque œil, la vision est normale ; dans le cas contraire, il faut essayer les verres de myopes (négatifs) ou ceux d'hypermétropes (positifs), en commençant par les numéros faibles et passant graduellement aux plus forts, jusqu'à ce que la ligne n° 20 du tableau puisse être lue facilement. Le numéro des verres, qui améliore le mieux la vision, est justement le degré de myopie ou d'hypermétropie ; car il n'y a qu'un œil défectueux qui lise mieux à vingt pieds, les lettres du n° 20, avec le secours de verres concaves ou convexes, que sans eux [1].

Ce procédé indique en outre la quantité de vue qu'on possède ; car le rapport qu'il y a, entre le numéro indiquant la grandeur des lettres de la planche IV, et la plus grande distance à laquelle leur lecture est possible, exprime l'acuité de la vue.

Exemple. Une personne se place à vingt pieds de l'échelle de Snellen parfaitement bien éclairée ; avec son œil droit elle lit les lettres placées sous le n° 20. Elle en conclut que son organe jouit d'une vue normale et d'une acuité visuelle, représentée par le rapport $^{20}/_{20}$ ou 1, c'est-à-dire excellente. Avec l'œil gauche, elle ne lit que la première lettre du sommet inscrite sous le n° 200 ; elle essaie alors des verres négatifs faibles, et, à mesure qu'elle en place de plus en plus forts devant son œil, elle

---

[1] Le numéro des verres est d'autant plus élevé, que la puissance de la *lentille* est moindre ; ainsi le numéro 30 indique un verre moins fort que le 10.

reconnaît qu'elle voit mieux ; elle finit par lire les lettres inscrites sous le n° 30, avec le secours d'un verre bicon-cave n° 12. Ce verre est celui qui améliore le mieux la vision, à gauche ; elle en conclut que cet œil a une myopie de 12 et une acuité visuelle exprimée par le rapport $^{20}/_{30}$ ou $^2/_3$. L'œil droit ayant une acuité visuelle égale à 1, le gauche n'en possède que les $^2/_3$.

DEUXIÈME PARTIE

CHAPITRE Ier.

Hygiène de l'œil normal ou emmétrope.

L'œil emmétrope ou normal lit, sans lunettes, à vingt pieds, les lettres n° 20 de la planche IV.

Il est impossible de se rendre compte de la vision d'une personne sans cette vérification, car beaucoup se vantent de voir parfaitement bien alors qu'il n'en est rien. L'indication de la qualité de sa vue est très utile à connaître, parce que certaines maladies peuvent en diminuer l'acuité, et ce renseignement a souvent une grande importance pour le médecin. En outre, il arrive parfois à certaines personnes de croire, à tort, à une cécité survenue subitement dans un œil, quand elles font, par hasard, la découverte qu'un des yeux possède une vision très défectueuse. D'autres fois, ce sont des enfants qu'on punit à l'école parce qu'ils se plaignent de ne pouvoir lire sur le tableau depuis le fond de la chambre.

Ces exemples suffisent pour montrer que la première règle d'hygiène oculaire consiste à connaître quelle est sa vue. Il s'agit ensuite de savoir conserver ce qu'on a. C'est ce que je vais exposer.

Les recherches des oculistes ont mis hors de doute que la vue se détériore fréquemment dans le jeune âge. Soit que les enfants vont à l'école à un âge beaucoup plus jeune aujourd'hui que jadis ; soit que la précocité de leur développement intellectuel, l'instruction prématurée et la négligence des exercices corporels portent atteinte à leur développement physique, il est notoire que le nombre des personnes affectées de mauvaise vue augmente beaucoup.

Les écoliers de cinq ans doivent ménager leurs yeux, comme leur cerveau ou leurs jambes, car un fonctionnement exagéré dans le jeune âge nuit à l'organe qui le produit.

D'autre part, l'école n'est pas toujours disposée convenablement d'après les principes de l'hygiène oculaire. Tantôt le jour n'y est pas introduit d'une manière avantageuse, tantôt le maître ignore comment les élèves doivent être placés par rapport à la lumière. L'architecte et le professeur sont souvent la cause première de graves préjudices.

L'insuffisance et le mauvais aménagement de l'éclairage détériorent la vue. Ils diminuent son acuité (amblyopie) ; sa portée (myopie) ; sa persistance accommodative (asthénopie, *indurance*, en anglais). La myopie nous est connue, c'est l'élongation du globe de l'œil. La diminution de l'acuité (amblyopie), conséquence fréquente de la précédente, est un amoindrissement dans la puissance de percevoir. La troisième (asthénopie) consiste dans une fatigue qui survient après quelque instant d'un travail assidu ; l'organe ne peut pas endurer longtemps l'état d'accommodation pour la vision rapprochée. (Voir page 42.)

Comment l'éclairage défectueux produit-il ces altérations ? Comment l'école doit-elle être disposée ? Telles sont les deux questions à examiner.

L'éclairage peut être vicieux par la quantité ou par la direction.

Myopie. — L'insuffisance de lumière oblige l'écolier à se rapprocher de son livre, et le rapprochement s'accentue d'autant plus que le jour baisse. Or, plus le regard s'effectue de près, plus les deux yeux convergent. Cette position, analogue plus ou moins à celle que prennent les yeux quand on regarde le bout de son nez, ne peut être conservée longtemps que par la contraction de trois muscles ; dès lors, l'organe de la vue se trouve, comme une boule élastique placée entre trois ficelles fortement tendues, pressé dans trois sens presque opposés, qui favorisent son allongement d'avant en arrière.

La permanence de ces pressions, supérieure, inférieure et latérale [1] finit par modifier, en effet, peu à peu la forme sphérique de l'œil et l'allonger comme un œuf, c'est-à-dire le rendre myope.

Amblyopie. — Nous avons vu, au chapitre II, que tout œil qui a plus de 23 millimètres de longueur est myope ; l'élongation progressive diminue donc de plus en plus la portée de la vue. Ce n'est pas tout, l'allongement graduel s'accompagne souvent d'une maladie chronique de la membrane (choroïde), sur laquelle la rétine est collée. Cette maladie a pour effet de diminuer la puissance de per-

---

[1] Nous avons indiqué dans la convergence du regard en bas, position maintenue permanente dans la lecture, l'action de trois muscles pour chaque œil. En effet, le droit interne porte la prunelle en dedans, sans déplacer le méridien de la cornée ; le droit inférieur la dirige en bas, en déviant en dehors l'extrémité supérieure de la cornée ; et, pour rétablir perpendiculairement celle-ci, il faut l'intervention du grand oblique. Telle est l'explication aujourd'hui acceptée sur la cause de la myopie acquise : élongation de l'œil par la convergence inférieure du regard dans la vision trop rapprochée.

ception de cette dernière. Aussi il n'est pas rare de rencontrer des personnes à vue courte être affectées non-seulement de la briéveté de l'étendue visuelle, mais encore d'un affaiblissement de la faculté de percevoir.

Un exemple va mieux faire comprendre ce dont il s'agit : Supposons deux myopes dont les yeux, réclamant les mêmes verres, sont sains, chez le premier, et atteints de la maladie en question [1], chez le second. Celui-là verra sans verres les caractères imprimés n° 4 $\frac{1}{2}$ (planche IV), celui-ci ne distinguera pas des lettres plus petites que celles du n° 4 $\frac{1}{2}$. Le premier, en mettant les lunettes appropriées, reconnaîtra, à vingt pieds, les majuscules sous le n° 20 (planche IV), le second apercevra à peine, avec les mêmes verres, le n° 200 à la même distance. La différence entre leurs deux vues sera comme 1 est à 10. Puisque l'un a une vision représentée par le rapport $\frac{20}{20}$ ou 1, et l'autre par $\frac{20}{200}$ ou $\frac{1}{10}$. Telle est la distinction à établir entre l'œil myope et l'œil amblyope.

Asthénopie. — On a observé des enfants, et même des grandes personnes, chez lesquels l'insuffisance de l'éclairage, ou le mauvais aménagement de la lumière, avait déterminé une impossibilité de regarder longtemps de près. L'effort, nécessaire pour la vision rapprochée, ne pouvant pas être soutenu, la fatigue survient. Dans ce cas, ils se plaignent que *ça se brouille* après un instant d'application, et que les caractères écrits deviennent confus. La raison en est que le cristallin n'étant pas maintenu bombé, l'organe est impuissant à amener sur la rétine l'image visuelle, il lui faut, comme au presbyte, le secours de verres positifs ; c'est ce qu'on appelle l'asthénopie d'accommodation.

[1] Scléro-choroïdite postérieure.

On se rappelle, en effet, que nous avons appelé accommodation l'acte volontaire qui rend le cristallin plus bombé et permet à l'œil de voir nettement à toutes les distances.

Ces trois altérations de la vue, — myopie, amblyopie impuissance accommodative, — sont l'effet très souvent d'un mauvais éclairage.

Pour y obvier, il faut que les tables des élèves soient éclairées par le côté gauche uniquement, afin d'éviter l'ombre de la main sur l'écriture. Le jour d'en haut, de droite ou de derrière, laisse le livre dans la demi-teinte produite par l'ombre du corps. L'éclairage de face est encore plus nuisible, il éblouit. Cette dernière disposition de la lumière provient habituellement du professeur, qui veut rendre très apparent le visage des écoliers, dans un but de surveillance plus sévère ; mais l'enfant évite le désagrément d'une lumière éblouissante en tournant la tête en différents sens pour placer le livre au jour et abriter ses yeux par la projection du front.

Le soir, il serait préférable d'employer les lampes modérateurs, munies d'abat-jour et placées sur les tables. Dans les établissements publics, le gaz a prévalu par raison d'économie ; il doit alors brûler dans un cylindre de verre avec un réflecteur pour être moins nuisible, parce que sa flamme nue vacille et fatigue la vue. Quant au pétrole, l'éclat intense de sa lumière blanche est complètement pernicieux. Je ne comprends pas, soit dit en passant, pourquoi on ne met pas aux lampes à pétrole des verres teints en jaune ou en bleu.

La situation vicieuse du mobilier, par rapport à l'éclairage, reconnaît souvent pour cause la construction fautive du bâtiment, l'existence d'une porte, d'une cheminée, la place réservée au tableau ou à la chaire du maître.

Ses défauts principaux sont l'absence de dossiers, la disproportion entre le siége et le pupitre, l'inclinaison vicieuse du pupitre.

Il suffit de les énoncer. On comprend aussitôt : Que l'enfant qui n'a pas le dos appuyé tend à se courber ; que l'éloignement considérable entre le siége et le pupitre, ou une grandeur disproportionnée entre eux, le forcera à se courber pour écrire. L'inclinaison de la table la plus favorable pour l'écriture est celle de vingt degrés ; une table plane oblige l'enfant à trop se rapprocher de son livre ou à 'le placer à une inégale distance des deux yeux.

La statistique a démontré le grand nombre d'enfants atteints d'altération de la vue ou de déviation de la taille et la relation constante entre ces deux infirmités ; l'une engendre l'autre.

Les architectes et les professeurs veilleront à ce que les bancs aient un dossier droit, de dix centimètres de large, placé au-dessus des hanches, supportant le dos au-dessus des reins, et non la partie supérieure des épaules. Le siége sera assez large pour porter toute la cuisse, et à la hauteur voulue pour que le pied repose naturellement sur le sol. Le rebord du pupitre doit être perpendiculairement situé au-dessus de celui du siége, juste assez haut pour permettre à l'avant-bras de s'y appuyer sans déplacer l'épaule. Le pupitre, construit de façon à permettre une inclinaison à volonté à vingt et à quarante degrés, suivant l'écriture ou la lecture, sera toujours éclairé du côté gauche par un jour aménagé au-dessus du niveau des tables. Enfin, autant que possible, il faut dans une école des siéges et des pupitres de hauteurs différentes suivant la taille des enfants.

Tout ce que je viens de dire, relativement à l'éclairage

des salles d'études, s'applique aussi à celui des ateliers, des bureaux administratifs, des cabinets de travail, des chambres d'ouvriers, des ateliers d'imprimerie, de gravures, de broderies, de dessins, etc.

Combien de logements de couturières où le jour est insuffisant ! Combien d'arrière-boutiques sombres où des ouvriers travaillent sans relâche ! Combien de maisons où les domestiques n'ont pour faire leur ouvrage que la lumière d'une lampe déplorable ! Et cependant bien souvent ces conditions détestables n'ont point l'excuse de l'indigence.

Pour être concluant, j'emprunte à mon ami le docteur Gayat, médecin oculiste à Lyon, quelques lignes de son travail sur l'hygiène oculaire [1].

« Le principal entre les défauts de la vue, dit-il, celui « qui conduit le plus souvent les malades à réclamer nos « soins et qui se complique fréquemment d'altérations « sérieuses des membranes profondes de l'œil est, sans « contredit, la myopie...... En dehors de prédispositions « tenant à l'individu et à la race, il est admis comme cer- « tain que les occupations délicates et longtemps soute- « nues de la vue, qu'un mauvais éclairage pendant le tra- « vail, favorisent le développement et l'accroissement de la « myopie. »

Cet observateur distingué, sur 1,588 enfants des deux sexes, compris entre six et quatorze ans, en a trouvé 160 qui avaient mauvaise vue, c'est-à-dire un sur dix. Sur 1,000 personnes, comprises entre six et soixante-quinze ans, qui l'ont consulté pour affections oculaires, il y avait 149 myopes, dont vingt-cinq collégiens, vingt-quatre

[1] *Lyon-médical,* mai 1874, n° 10.

médecins et étudiants, dix-sept professeurs et gens de bureau, vingt-six employés en soierie, quatorze graveurs, quinze couturières.

« Il saute aux yeux, ajoute le docteur Gayat, que les
« professions libérales fournissent le plus grand nombre
« de myopes à commencer par les collégiens ; on voit
« que les étudiants de toutes sortes, professeurs, doc-
« teurs en médecine, constituent près du tiers du total
« 149. Si jamais l'influence des occupations habituelles
« s'est fait sentir, c'est bien dans toute cette catégorie
« d'individus qui ont passé la période de leur vie, où
« s'achève le développement de l'organisme, dans des
« travaux d'études assidues et dans les veilles, qui, trop
« souvent, intéressent encore d'autres fonctions que celles
« de la vue. »

Mettons en regard de cette statistique le petit nombre d'agriculteurs atteints de vue courte et nous arriverons à cette conclusion que l'œil se détériore par le fonctionnement prolongé dans de mauvaises conditions, l'école d'abord, le travail professionnel ensuite. Tout en cherchant à donner aux enfants la plus grande somme de connaissances, il faut prendre garde que l'instruction ne s'acquière au préjudice du développement corporel ; ce dernier doit précéder la culture intellectuelle.

En résumé, placez toujours votre table à un jour convenable, venant de gauche, à hauteur de vous-même, éclairant largement votre livre ou votre travail. Evitez, en été, ce demi-jour que la chaleur et la réverbération solaire font rechercher. En hiver, ne marchandez pas un quart d'heure de la lumière d'une bonne lampe, c'est une économie mal entendue.

Fuyez les appartements insuffisamment éclairés, les

arrière-boutiques sombres, les ateliers obscurs, les bureaux sans clarté. Ne faites jamais usage de pétrole ni de bougie ; il n'y a que la lampe Carcel pour le travail du soir. Sous aucun prétexte,. ne lisez pas au lit, parce qu'on ne peut y éviter l'éclairage de face ou oblique qui fatigue beaucoup les yeux.

En été, au grand soleil, vous ferez bien de porter un binocle en verres bleus ou fumés ; cette coloration adoucie repose la vue ; mais gardez-vous bien d'en user continuellement en dehors de cette circonstance, parce que l'organe se déshabituerait de la lumière blanche.

Presbytie. — Vous arriverez à l'âge où la presbytie commence. Alors l'impression en petits caractères [1] ne tardera pas à vous paraître moins nette ; vous ne pourrez plus la lire longtemps, surtout le soir. Insensiblement vous tiendrez votre livre à une plus grande distance qu'autrefois. Si , au lieu de demander secours aux lunettes, vous vous obstinez à vous en passer, la fatigue augmentera, vous éprouverez des douleurs sur le front, les yeux ressentiront de la cuisson, des picotements, de la lourdeur des paupières, des obscurcissements ; vous passerez vos mains dessus en vous plaignant de ne plus y voir, et vous éprouverez des craintes sur l'avenir de votre vue.

Tout cela aurait pu être évité depuis longtemps avec des verres. Le cristallin d'un œil normal en a besoin à partir de 45 à 50 ans, parce qu'il lui est difficile, à cet âge, d'augmenter sa convexité, pour le même motif que les biceps perdent l'énergie nécessaire pour lever un fardeau avec le nombre des années.

« C'est un préjugé généralement répandu [2] de recu-

(1) Les numéros 1 $^1/_2$ et 2 de la planche IV.
(2) DE WECKER, page 587, t. II.

ler, autant que possible, l'instant où l'usage des verres convexes devient nécessaire. Mais n'est-ce pas une singulière inconséquence que de se fatiguer à la fois la tête et les yeux, sans aucune nécessité, en se condamnant à deviner avec beaucoup de difficulté des formes que l'on verrait parfaitement bien avec des lunettes. Peut-être, faut-il le dire, ce préjugé a-t-il sa source dans la vanité. »

Quels verres faut-il donc ? Si vos yeux sont emmétropes, vous prendrez à 48 ans le n° 36 positif ($+36$).

à 52 ans le n° 30.

56 — le — 24.

60 — le — 16.

64 — le — 14.

68 — le — 10.

72 — le — 9.

76 — le — 8.

80 — le — 7.

84 — le — 6 $^1/_2$.

88 — le — 6.

Il va sans dire qu'une légère myopie, ou une faible hypermétropie, change ces chiffres en proportion d'elle-même, et que les lunettes de presbyte ne servent que pour le travail ; il faut les ôter pour regarder à une certaine distance, je le rappelle en passant.

Quand votre pince-nez aura servi quelque temps, il deviendra trop faible et vos yeux recommenceront à se fatiguer. Ne venez pas alors accuser l'opticien ou l'oculiste de vous avoir donné des verres trop forts. C'est une erreur, car un numéro plus élevé sera votre seul remède. Le presbyte a toujours crainte de faire usage de verres trop convexes, c'est un préjugé. Il y a plus de danger, au contraire, à en avoir d'insuffisants. Trop fortes, les lunettes ne pourraient qu'épargner au cristallin tout l'effort d'accommodation, elles obligeraient à tenir le livre rapproché et ne laisseraient plus une certaine étendue au champ de la lecture, mais ne détérioreraient pas l'organe de la vue. Insuffisantes, elles évitent partiellement, à la lentille oculaire, l'effort nécessaire pour augmenter sa convexité et, par suite, ne dispensent pas de la fatigue qu'engendre la presbytie.

Voici comment on procède au choix des verres :

On cherche ceux qui permettent, à trente-cinq centimètres, la lecture des plus petits caractères de la planche IV (le n° 1 $^1/_2$) ; on essaie d'abord les numéros faibles et on augmente progressivement jusqu'à ce que cette lecture devienne facile ; on ne prend ainsi ni trop fort, ni trop faible.

Les lunettes ne servent pas plus de quatre ans ; après cette durée, il faut avoir recours à des verres plus convexes et cela d'après l'indication du tableau ci-dessus. Les personnes, sans cesse occupées au travail de bureau, se trouvent très bien de conserver, pendant quelque temps, pour écrire le jour, le numéro qu'elles quittent, et de faire usage de la nouvelle paire le soir ou pour lire les petits caractères d'imprimerie.

Il ne faut pas faire usage de verres trop faibles puisqu'ils n'épargnent pas les efforts de l'œil, mais il ne faut pas non plus en employer de trop puissants. J'expliquerai plus loin que ceux-ci ne sont pas nuisibles comme ceux-là, et qu'ils ont le seul défaut d'habituer l'œil à ne pas produire tout son travail d'accommodation et de limiter l'étendue du champ de sa vision rapprochée. Le choix fait d'après le procédé expliqué ci-dessus empêche de tomber dans ces deux excès.

« Chose singulière, dit encore de Wecker *(loc. cit.)*, on

est tombé également dans l'erreur contraire. On a cru qu'en s'habituant de bonne heure à l'usage des lunettes on pourrait conserver plus longtemps le pouvoir de vision de l'œil : on a vanté et employé les *conserves*. Si je ne me trompe, il y avait bien au fond de ces chaudes recommandations quelques intérêts particuliers. Tant qu'un œil ne commet point d'erreurs, qu'il accomplit sans fatigue le travail qu'on lui demande, son propre pouvoir suffit et il est tout à fait inopportun d'aller chercher des secours étrangers dans l'emploi de verres convexes. »

CHAPITRE II.

Hygiène de la myopie.

La myopie est ou congénitale ou acquise, et la première fréquemment héréditaire. Nous avons expliqué précédemment comment elle s'acquiert ou s'aggrave. Quoi qu'il en soit, elle existe à tous les degrés, depuis le plus insignifiant jusqu'au plus élevé, et on peut la diviser en faible, moyenne et forte.

1° *Myopie faible*. — Cette première catégorie renferme toutes les personnes dont les verres exactement correcteurs sont compris entre les numéros 60 et 18.

Ces myopes y voient, sans lunettes, suffisamment loin pour les principaux besoins de la vie, reconnaissent quelqu'un à une certaine distance, ne tiennent pas leur livre plus rapproché que les emmétropes, et ne constatent leur infériorité visuelle que lorsqu'il s'agit d'apercevoir une petite chose de loin.

Ils doivent observer scrupuleusement les précautions hygiéniques exposées dans le chapitre précédent.

Ils se procureront des verres qui leur permettent de lire, à vingt pieds, les caractères n° 20 de la planche IV, ou, à défaut, ceux qui améliorent le mieux leur vision et s'en serviront sans inconvénient, à leur gré, ou continuellement, ou seulement quand ils désireront voir nettement à une grande distance.

Comme compensation à leur légère infirmité visuelle, ils ont l'avantage de ne devenir presbytes qu'à 55, 60 ou 65 ans, suivant que leur myopie est plus ou moins accentuée. Ordinairement, ces myopes sont très fiers de pouvoir lire et écrire, sans lunettes, à un âge où tout le monde en prend, et quand on leur en indique la raison, la myopie, ils s'en défendent et soutiennent posséder la meilleure vue possible. Mais placés à vingt pieds devant l'échelle de Snellen (tableau planche IV), ils ne déchiffrent pas les lettres inscrites sous les numéros 40, 30, 20. Leurs yeux ont besoin du secours d'un verre concave, faible il est vrai, mais preuve irréfutable de l'existence de leur myopie. Il est juste d'ajouter que ce mot leur rappelait l'idée de ne pas voir quelqu'un à dix pas. Ces myopes d'un faible degré prendront aussi les lunettes de presbytes, mais plus tard que les gens à vue normale, non d'après le tableau précédent (page 26), tout en les choisissant de la même manière. La coexistence de la myopie et de la presbytie n'est plus un paradoxe pour ceux qui savent que la plus petite élongation de l'œil, d'un millimètre au plus, suffit pour rejeter la rétine au-delà du point où se peignent avec la plus grande netteté les images visuelles, et que, d'autre part, le cristallin subit avec le nombre des ans, pour tous les hommes sans exception, la même perte d'élasticité, la même impuissance à augmenter sa convexité. Nous verrons plus loin ce qui a lieu pour les personnes atteintes d'une myopie plus forte.

2º *Myopie moyenne.* — Ce second groupe est certainement le plus nombreux ; il comprend toutes les personnes dont les yeux réclament les verres négatifs depuis le nº 18 jusqu'au nº 5.

Ces myopes sont obligés de rapprocher leur livre pour la lecture des petits caractères ; ils ont de la peine à reconnaître la physionomie d'une personne à une dizaine de mètres. La portée de leur vue leur faisant défaut à chaque instant, ils y suppléent par l'habitude ; ce sont la démarche, les vêtements, le son de la voix, etc., qui les guident pour reconnaître un ami à quelque distance.

Ils se consolent de leur insuffisance visuelle avec l'espoir d'une amélioration par l'âge, erreur complète que j'exposerai bientôt.

Aux myopes de la précédente catégorie, j'avais dit :

1º Evitez toutes les circonstances capables d'augmenter votre infirmité ;

2º Les verres correcteurs vous sont avantageux et facultatifs.

Pour ceux-ci j'ajoute : Les verres appropriés vous sont obligatoires, sous peine d'aggravation de votre infirmité.

D'abord, le médecin oculiste seul peut indiquer les verres ; car, s'il suffit parfois de les choisir, comme je l'ai précédemment exposé, en essayant des numéros de plus en plus forts, jusqu'à ce que la lecture du nº 20 (planche IV) soit possible à vingt pieds, dans la plupart des cas, ce choix doit être modifié d'après l'examen du fond de l'œil qui sera toujours fait avec l'ophthalmoscope. En effet, l'existence de cette maladie, désignée plus haut sous le nom de scléro-choroïdite postérieure, altération qui intéresse les membranes de l'œil, en favorise l'allongement et diminue la puissance visuelle, change complètement les conseils à donner aux personnes atteintes de vue basse.

En l'absence de cette maladie organique, les verres négatifs appropriés sont obligatoires. Il faut y astreindre l'enfant aussitôt qu'il est reconnu myope, parce que c'est le meilleur moyen à opposer à l'aggravation de son infirmité. Muni de ses lunettes, il lit à la distance normale, sans crainte de favoriser l'élongation de l'organe par la convergence exagérée; il évite aussi de prendre, sur sa table de travail, ces poses vicieuses qui finissent par déformer la taille. Habitué, de bonne heure, au fonctionnement normal de l'œil derrière les lentilles biconcaves, il ne tarde pas à s'identifier avec elles.

Le myope de ce second groupe, parvenu à un certain âge, vers quarante ans, sans avoir jamais eu recours à l'opticien, s'habitue difficilement aux verres négatifs qui lui conviennent exactement; il les trouve trop forts. Souvent il n'en fait usage que pour la vision éloignée et préfère continuer à travailler à l'œil nu, parce qu'il y voit plus gros qu'avec les lunettes. Il devrait cependant accepter un numéro peu élevé, s'en servir continuellement, pour obtenir un état stationnaire de la myopie et de l'acuité visuelle, et avoir recours accidentellement, pour la vision éloignée, au numéro de verres exactement correcteurs. Il ne le fait pas, parce qu'il ne veut pas s'astreindre à deux paires de lunettes.

Les lentilles biconcaves diminuent la grandeur de l'objet, le font paraître plus lointain; c'est pour ce motif que le myope d'un certain âge préfère sa vision, même peu nette, à une perception distincte de moindre dimension.

Quel est l'effet de l'âge sur la myopie moyenne ?

Il faut faire une distinction entre les personnes habituées aux verres et celles qui n'en ont jamais porté.

Les premières, étant, avec leurs lunettes, dans les mêmes conditions que tout le monde, éprouvent vers leur cinquantième année la difficulté d'augmenter la puissance focale du cristallin ; comme les emmétropes, il leur faudrait prendre alors des verres positifs. Mais, placer, sur, des lentilles biconcaves fortes, des biconvexes faibles, c'est en atténuer la puissance, et cela revient à faire usage de verres biconcaves moins puissants [1]. Ces myopes seraient donc obligés de conserver leurs verres habituels pour la vision éloignée et d'en prendre de plus faibles pour lire, assujettissement fort incommode. Aussi, devenus presbytes, ils relèvent leurs lunettes pour travailler et les rajustent pour voir de loin.

Parmi eux, comme parmi les myopes qui n'ont jamais eu recours à l'opticien, il convient d'établir une différence suivant le degré de leur myopie ; ceux au-dessous de 9 ou 10 et ceux au-dessus.

Les premiers ne connaissent jamais les effets de la presbytie. Leur vue étant nette jusqu'à dix pouces, ils peuvent, sans le secours d'aucun verre, lire toute leur vie ; car le champ de la lecture est toujours compris dans cette limite. Ne vous étonnez donc pas des vieillards de quatre-vingt-quinze ans qui travaillent sans lunettes ; ils ont une myopie au-dessous de 10.

---

[1] Exemple : un myope qui se sert de verres négatifs — 16 serait obligé à cinquante ans de leur ajouter des positifs + 36. Cela équivaudrait à les changer contre des — 28. Car $-\frac{1}{16} + \frac{1}{36} = -\frac{1}{28}$.

Nous verrons bientôt que la portée de la vue n'augmente nullement avec l'âge.

Les autres, dont la myopie est comprise entre 10 et 18, commencent vers soixante-cinq ans à s'apercevoir qu'ils ne peuvent plus regarder d'aussi près qu'autrefois; ils sont obligés d'éloigner un peu leur livre. Cela leur fait croire à une amélioration dans la portée de leur vue. Il n'en est rien cependant. La myopie dépendant de la longueur de l'axe de l'œil, il faudrait, pour son amélioration, un raccourcissement de l'organe, que les recherches n'ont pas vérifié. Ce n'est pas la vue qui s'étend au-delà des limites qu'elle avait autrefois, mais la vision de près qui recule. Le myope n° 15, par exemple, peut lire dans sa jeunesse depuis trois jusqu'à quinze pouces et, avec le nombre des années, progressivement sa vision se renferme entre 4 et 15, 5 et 15, 6 et 15 pouces, jusqu'à ce qu'elle arrive entre 14 et 15, et finalement à 15 pouces; mais jamais elle ne recule à 16. Ce confinement progressif vers la limite extrême simule une diminution de la myopie. Arrivé à la vieillesse, c'est-à-dire à dépasser l'âge de la lecture à quinze pouces, le myope n° 15 a besoin de faibles verres de presbyte pour ramener la lecture des petits caractères à une distance convenable.

Il n'y a donc pas, comme le préjugé en existe, avantage à être myope; car l'avantage de travailler toute sa vie sans lunettes, ne compense pas l'inconvénient de ne point voir nettement à de grandes distances.

3° *Myopie forte.* — Les personnes, dont le verre correcteur de la myopie est inférieur à 5, constituent le troisième groupe. Sans lunettes, elles ne peuvent lire que le nez sur le livre. Dans cette situation, la convergence du regard étant difficile, la lecture ne peut souvent s'accomplir qu'avec un seul œil.

Ces myopes ne distinguent rien nettement au-delà d'un pied, le monde extérieur leur apparaît confus. Leur démarche devient incertaine par la crainte de rencontrer un obstacle ; leur toilette se ressent de l'impossibilité de la contrôler devant une glace ; leur air paraît quelquefois un peu étrange. En général, ils n'aiment pas à se servir des verres négatifs, parce que tout leur apparaît petit et éloigné ; ils préfèrent apercevoir confusément la silhouette des montagnes, la forme des vallées, que de voir les villages, les arbres, les choses de la nature avec des proportions amoindries. Beaucoup d'entre eux, même munis de verres appropriés, ne lisent point les caractères n° 20 de l'échelle (planche IV) à la distance normale. L'énorme allongement de l'axe oculaire a distendu la rétine et, par conséquent, diminué sa propriété de percevoir les images visuelles, même en l'absence de la maladie de la choroïde.

Que doivent-ils faire pour conserver le peu qu'ils ont? Un certain nombre de ces infirmes étaient moins myopes dans le jeune âge, et seraient certainement restés dans le groupe de la myopie moyenne, par l'observance exacte des préceptes énoncés jusqu'à présent. Je ne saurais trop recommander de tenir grand compte des principes énoncés déjà sur l'éclairage, la position pendant le travail et l'emploi de verres appropriés dès le jeune âge.

Les myopes de cette troisième catégorie, doués d'une facile convergence du regard, porteront des verres négatifs, choisis par l'oculiste, pour obvier aux dangers de la vision à trop courte distance et éviter tout effort considérable d'accommodation binoculaire. Les autres continueront à ne lire que d'un œil, ou bien se soumettront à une petite opération destinée à faciliter la convergence. Tous renonceront au travail sur une table ; un pupitre, pour lire et écrire debout, leur est indispensable afin d'éviter l'inclinaison de la tête. La position assise, pendant le travail, même devant une table inclinée, favorise l'attitude penchée, si propice à la congestion de la tête et de l'œil, et à la déformation de la taille. La constipation sera sans cesse combattue parce que, jointe aux autres causes, elle contribue au développement de certaines maladies du fond de l'œil.

Ces myopes sont fréquemment importunés par des mouches volantes, des taches mobiles ou fixes et autres troubles visuels incurables. Ils ont à redouter la perte subite de la vue par la déclaration d'un glaucome, par le décollement de la rétine, par les apoplexies de l'intérieur de l'œil, etc. La diminution progressive de la perception lumineuse et les diverses altérations chroniques étant au-dessus des ressources de l'art, je ne saurais trop insister pour que ces personnes aient grand soin de leur vue.

En terminant ce chapitre, je réponds à une remarque que le lecteur fera probablement. J'ai exposé que l'œil normal, autrement dit emmétrope, peut devenir myope, que la myopie s'accentue souvent de plus en plus, et dans quelles conditions ces déformations oculaires se produisent. D'autre part, j'ai indiqué précédemment que l'œil hypermétrope est un organe trop court. On demandera si ce dernier peut devenir normal en s'allongeant. L'hypermétropie, en d'autres termes, se transforme-t-elle en emmétropie ou même en myopie? Les exemples de ce genre sont excessivement rares. La structure de l'œil hypermétrope ne se prête pas à l'allongement, tandis que les membranes de l'organe trop long, peut-être moins résistantes, subissent l'élongation avec une grande facilité.

Encore un mot, pour en finir avec la myopie. Cette déformation organique est un des exemples, fréquents dans le corps humain, d'un organe se modifiant suivant sa fonction. Les bras du forgeron grossissent, les mains de l'agriculteur s'élargissent, les jambes du marcheur se développent, les muscles du gymnasiarque deviennent plus puissants, la mémoire de l'écolier se perfectionne, le cerveau du savant est plus pesant que celui de l'illettré, la voix du chanteur acquiert de l'étendue. L'œil du graveur s'allonge. Il devient myope parce qu'il a besoin toute sa vie de regarder de près et de voir plus gros. C'est une loi de la nature [1], la fonction modifie l'organe et la modification acquise est transmissible aux descendants. La myopie est héréditaire comme la force musculaire ou l'intelligence. Les travaux minutieux, les études littéraires prématurées et prolongées ont donné naissance aux myopes, et le nombre s'en accroît d'autant plus que l'instruction et les arts pénibles pour la vue se multiplient. Aussi, on peut affirmer que nos ancêtres de l'âge de pierre n'étaient pas atteints de cette infirmité. La myopie est un résultat de la civilisation.

CHAPITRE III.

Hygiène de l'œil hypermétrope.

L'œil hypermétrope, ou organe trop court, est obligé d'augmenter la convexité de son cristallin pour obtenir des

---

[1] Il est manifeste que les peuples, civilisés depuis longtemps, ont un héritage intellectuel et artistique supérieur à celui des populations sorties depuis peu de la barbarie.

images nettes sur sa rétine. Les personnes affectées de ce vice de conformation oculaire peuvent être réparties en deux groupes.

1° *Hypermétropie faible.* — Cette première catégorie renferme tous ceux qui ont besoin des verres compris entre le n° 60 et le n° 18, pour distinguer à vingt pieds les caractères n° 20 de l'échelle de Snellen. Ce n'est guère qu'à partir de trente ou trente-cinq ans que cette insuffisance visuelle devient manifeste quand elle existe à ce faible degré ; jusque-là, la vue est presque normale et l'hypermétropie faible ne paraît pas. Vers cet âge, les personnes commencent à ressentir tous les effets dus à la presbytie, précédemment signalés : fatigue des yeux, douleur frontale après quelque temps de travail, impossibilité de regarder de près. Vulgairement, on croit à la précocité de la presbytie et on accuse certains excès de lecture ou d'occupation professionnelle d'avoir produit l'altération de la vue ; tandis que c'est un défaut de longueur oculaire, qui a pu être surmonté, par les efforts d'accommodation, dans le jeune âge, et qui devient manifeste, quand ceux-ci sont insuffisants. L'usage des verres positifs fait disparaître tous ces malaises et la vision récupère sa netteté et son fonctionnement sans douleur. Puis, après quatre ou cinq ans, l'hypermétropie s'accentuant encore, les lunettes arrivent à être trop faibles, et on accuse leur emploi d'avoir gâté la vue, alors que c'est toujours la même cause : l'impossibilité de ramener les images visuelles sur la rétine par l'exagération de convexité à donner au cristallin. Enfin, l'hypermétrope atteint l'âge où la presbytie se fait sentir et, celle-ci s'ajoutant à celle-là, il lui faut alors deux paires de verres convexes, celle de l'hypermétropie, qui procure la netteté de la vision éloignée, et celle de la presbytie, indispensable pour la lecture, l'écriture et le travail à courte distance.

Autant ces hypermétropes acceptent avec répugnance les verres nécessaires à leurs yeux, autant ils les affectionnent lorsqu'ils en ont retiré le soulagement promis. Mais ils ont toujours la crainte d'en employer de trop forts.

J'insisterai plus bas pour combattre ce préjugé.

Le verre positif qui rétablit le mieux la netteté de la vision éloignée, celui qui permet de lire le mieux à vingt pieds les caractères n° 20 du tableau n° 4, convient à l'hypermétropie faible, dès qu'elle paraît. Ce choix se fait, comme je l'ai déjà indiqué, en essayant les numéros de plus en plus forts; et les verres, adaptés à la vue à toutes les distances, servent pour le travail jusqu'à ce que la presbytie vienne se faire sentir. Alors il en faut d'autres plus convergents pour lire de près. Ces derniers se déterminent, comme il a été dit à l'article presbytie, en cherchant ceux qui facilitent le mieux la lecture du n° 1 $\frac{1}{2}$ (planche IV) à la distance de trente à trente-cinq centimètres.

2° *Hypermétropie forte.* — Comprenant tous les numéros inférieurs à 18, l'hypermétropie forte se révèle de bonne heure et force d'avoir recours à l'opticien. Habituellement, elle se manifeste à partir de l'enfance par une simple plainte d'éprouver de la fatigue pendant le travail. Ces récriminations continuelles de la part d'un enfant, chez lequel le vulgaire a peine à admettre une mauvaise vue, forcent les parents à y prendre garde, et ironiquement ils lui offrent les lunettes de la grand'mère. Grande surprise ! l'enfant affirme qu'il voit beaucoup mieux de près et de loin. On consulte l'oculiste et l'hypermétropie est mise hors de doute ; car un verre positif quelconque trouble la vision éloignée de l'œil normal et n'améliore que celle de l'hypermétrope.

Comme le groupe précédent, celui-ci a besoin, plus tard, de deux paires de lunettes, qu'on déterminera comme il a été dit plus haut.

En général, les personnes peu ou beaucoup hypermétropes s'astreignent difficilement à l'usage continuel des verres positifs, elles acceptent les lunettes reconnues indispensables pour le travail, et, quelquefois, le lorgnon qui leur éclaircit la vision éloignée.

Ce refus a deux motifs. D'abord, souvent elles ne veulent pas avouer leur infirmité ; ensuite elles craignent de détériorer leur vue ; tandis que le contraire seul peut se produire. En effet, se priver du secours des verres, c'est exiger, d'un instrument insuffisant, un travail qui peut mettre son intégrité, sa solidité en péril ; c'est demander, pour ainsi dire, à un homme âgé d'agir comme dans sa jeunesse.

Il suffit de relire attentivement le chapitre de l'œil hypermétrope et de réfléchir un instant à son fonctionnement pour se convaincre qu'un secours lui est, non-seulement indispensable à un moment donné, mais encore salutaire.

La crainte de faire usage de lunettes trop fortes n'est pas fondée. S'agit-il de la vision éloignée ? Une lentille trop puissante trouble la vue de l'œil hypermétrope comme celle de tout autre. L'essai est facile à faire : placez devant vos yeux, en supposant qu'ils soient emmétropes, des lunettes très faibles, le n° 36 par exemple, et vous distinguez moins bien qu'à l'œil nu. Du moment donc qu'un verre positif améliore le mieux la vision éloignée d'un œil, il lui convient et ne saurait être trop puissant.

S'agit-il de regarder de près ? Les lentilles trop convexes

ne peuvent nuire en aucune façon ; elles ne font qu'épargner à l'œil ses efforts d'accommodation. Je ne dis pas qu'il faille les préférer, mais je tiens à constater qu'elles ne sont pas préjudiciables.

Néanmoins, il faut rejeter les verres trop puissants pour la vision rapprochée, comme les insuffisants pour voir au loin. Les seconds sont nuisibles et les premiers limitent beaucoup l'étendue du champ de la lecture. Ils obligent de tenir le livre à une distance absolument déterminée ; comme la loupe, ils ne donnent une image nette qu'en plaçant l'objet au point.

En résumé, les lunettes choisies d'après la méthode indiquée plus haut sont les seules à employer sans crainte.

Le danger de faire usage de verres trop forts existe réellement, mais pour les myopes et non pour les hypermétropes.

Un exemple rendra mon explication plus intelligible. Supposons un myope dont les yeux réclament les négatifs — 8. S'il choisit — 5 ou — 4, il se met dans les mêmes conditions qu'une personne, douée d'une vue normale, qui ferait usage des lunettes d'un myope. La différence en effet entre le numéro — 8 et le — 5 équivaut à un verre — 13. L'emploi prolongé de ce dernier par des yeux emmétropes finirait par les fatiguer beaucoup, parce qu'il les obligerait à des efforts plus considérables pour augmenter la puissance focale de leur cristallin. Des verres trop négatifs agiraient donc de même sur les myopes ; ils seraient nuisibles.

Les oculistes ont même la précaution de ne pas prescrire, aux personnes dont la myopie a de la tendance à augmenter, les verres exactement correcteurs ; ils leur en indiquent qui sont relativement insuffisants jusqu'à ce que l'infirmité soit manifestement reconnue stationnaire. Je ne puis entrer dans plus de détails à ce sujet, je terminerai par ce précepte : le myope fera bien de prendre l'avis d'un oculiste pour le choix de ses lunettes, l'hypermétrope peut s'en passer. Ce dernier n'est jamais exposé à faire usage de verres trop forts pour la vision éloignée ; car il y verrait moins avec ; et pour la vision rapprochée, des lentilles trop convergentes n'ont aucun danger.

« Je n'ai jamais vu, dit de Wecker (*loc. cit.*), se produire, même après l'emploi mal compris des verres convexes, ces altérations graves de la vue dont on menace, avec tant d'exagération, les personnes qui prennent des lunettes. Au contraire, l'usage irréfléchi des verres concaves peut être fort dangereux. »

Dans ce chapitre, je n'ai pu entrer dans les détails compliqués de l'hypermétropie manifeste, de celle qui est latente, ni des rapports de cette dernière avec l'asthénopie soit musculaire, soit accomodatrice, parce que je n'écris pas pour les médecins ; j'essaie de donner à tout le monde une idée des différentes espèces de vue, des soins ordinaires que chacune d'elles réclame. Dès qu'il s'agit de faits particuliers en désaccord avec mon exposé, c'est qu'il existe des complications pour lesquelles il faut avoir recours aux personnes compétentes.

En résumé, l'hypermétrope, vulgairement appelé le presbyte avant l'âge, doit faire usage sans crainte, dès sa jeunesse, des verres convexes qui lui améliorent le mieux la vision à toutes les distances ; et, arrivé à l'âge où la presbytie se fait sentir, il aura recours à deux paires de lunettes.

4

CHAPITRE IV.

Fatigue de la vue.

La myopie et l'hypermétropie engendrent chacune une fatigue particulière de la vue.

Une grande convergence des yeux est indispensable aux myopes pour que la vision binoculaire puisse s'effectuer de près ; quelquefois elle ne peut se maintenir longtemps parce que les muscles qui la produisent [1] se fatiguent vite. Et comme le degré de convergence est proportionnel à la proximité de l'objet à considérer, la lecture binoculaire devient douloureuse. C'est ce qu'on appelle l'asthénopie musculaire. Cette difficulté de maintenir la convergence disparaît avec les verres concaves appropriés, qui, reculant le point de la vision rapprochée, font paraître l'objet plus éloigné et exigent moins d'effort binoculaire.

Dans certains cas, il faut recourir à une petite opération, (reculement d'insertion du droit externe) pour donner plus de force aux muscles producteurs de la convergence (les droits internes).

La seconde espèce de fatigue est le résultat fréquent de l'hypermétropie faible. L'effort d'accommodation surmonte le défaut de longueur de l'œil, mais pas d'une façon soutenue ; aussi, après quelques instants d'étude, la vue se brouille, les yeux deviennent douloureux ainsi que le front; la personne est forcée de suspendre son travail. Le repos soulage, et quelques heures d'application font renaître tous les malaises. On appelle cette fatigue l'asthéno-

[1] Droits internes, droits inférieurs et grands obliques.

pie accommodative. On la surmonte avec les verres positifs convenablement choisis pour corriger l'hypermétropie, qui est souvent à l'état caché.

On la rencontre aussi, en dehors de l'hypermétropie, chez les personnes affaiblies et débilitées, chez les enfants qui se livrent à des lectures trop prolongées. Dans ce cas, elle se guérit par le repos et le régime fortifiant.

Nous ne reviendrons pas sur la fatigue oculaire qui annonce la presbytie, nous l'avons déjà traitée, page 25, et nous ne pouvons pas faire un exposé dogmatique des malaises éprouvés par la vision sous l'influence de toutes les autres affections oculaires.

CHAPITRE V.

De l'astigmatisme régulier.

Jusqu'à présent, il a été question de la vue normale, de la myopie et de l'hypermétropie ; on connaît, en outre, une quatrième espèce de vue, ou plutôt, un défaut visuel qui ne reconnaît pas, pour origine, une longueur de l'œil exagérée ou insuffisante. C'est l'astigmatisme régulier.

Avant d'en faire connaître la cause, j'en donnerai une idée par un exemple que j'emprunte au docteur Liebreich [1] : « Un peintre distingué de l'Angleterre, Turner, « atteint d'astigmatisme, à une certaine époque de sa vie, « arriva progressivement à faire des tableaux fautifs, après « en avoir fait de très bons. Dans ses premiers paysages,

[1] *Revue scientifique* du 17 août 1872.

« lorsqu'une raie verticale est produite par la réflexion
« de l'eau, on voit très clairement indiqués, à travers la
« raie verticale de lumière, la ligne de l'horizon, la
« démarcation de la terre, au premier plan, et le contour
« des vagues dans une direction horizontale. Dans les
« tableaux de la seconde partie de sa vie, le tracé des
« détails de tout genre est complètement effacé lorsqu'il
« tombe dans la bande verticale de lumière. De cette
« manière, des maisons situées près du bord de l'eau, ou
« des gens dans un bateau, se confondent, si complète-
« ment avec leur réflexion dans l'eau, que *la ligne hori-*
« *zontale* de démarcation entre la maison et l'eau, ou en-
« tre le bateau et l'eau, disparaît entièrement, et que tout
« devient une agglomération de lignes verticales.......
« Suivant une opinion généralement reçue, Turner aurait
« adopté une manière particulière qu'il aurait de plus en
« plus exagérée ; c'est une inexactitude. Cette exagéra-
« tion des traits verticaux, aux dépens des horizontaux,
« dépendait d'un astigmatisme régulier ; car voir, c'est
« croire ; l'artiste subissait l'influence de sa vision fau-
« tive. »

Ce peintre voyait donc mieux les lignes verticales que
les horizontales. Il aurait pu être affecté de l'anomalie
contraire : voir plus nettement les horizontales que les
verticales, ou présenter la même particularité pour toute
autre direction. Ce défaut visuel se rencontre aussi bien
chez les personnes à vue myope ou hypermétrope que chez
les emmétropes.

De quoi dépend-il ?

Nous avons dit, au chapitre Ier, que l'iris est protégé
par la cornée, partie d'aspect vitreux, de forme convexe,
enchassée au-devant de lui comme un verre de montre.

Cette cornée doit avoir une transparence parfaite et une surface d'une convexité exactement régulière. S'il arrive, qu'elle soit un peu plus bombée dans un sens que dans un autre, il se produit, sur la rétine, dans les images visuelles, une irrégularité, un trouble, une indécision particulière, qui altèrent la netteté des lignes correspondant précisément à la direction de la courbure cornéenne exagérée. C'est pour ce motif que le peintre anglais, Turner, distinguait vaguement la raie qui limite la surface de l'eau, devant une maison, et accentuait davantage la continuation de l'objet avec sa réflexion dans la rivière.

Les personnes, affectées de cette vue incorrecte, cherchent ordinairement à l'atténuer de diverses manières. Tantôt elles clignent les yeux, et, par le peu d'écartement qu'elles donnent à leurs paupières, ne laissent pénétrer, dans la chambre oculaire, que les lignes horizontales, celles qu'elles voient plus nettement. Tantôt elles fixent les objets du coin de l'œil, arrêtant, avec le dos du nez, les raies horizontales, pour ne livrer accès qu'aux perpendiculaires, pour lesquelles elles ont de la préférence. D'autres fois, elles tâchent de regarder à travers le bord de leurs verres de lunettes, etc.

Il serait trop long, et surtout trop difficile, de traiter complètement ce sujet; bien heureux si j'ai pu en donner un aperçu exact. On le corrige parfaitement au moyen de verres, concaves ou convexes dans un sens seulement, qu'on oriente suivant le diamètre fautif de la cornée. Une personne, par exemple, qui serait, comme le peintre Turner, affectée d'astigmatisme régulier horizontal, recouvrerait une vue régulière au moyen d'un verre, concave ou convexe dans un seul sens, placé horizontalement devant ses yeux. Ces verres incurvés suivant un seul diamètre ont reçu le nom de cylindriques. Le meilleur moyen de savoir exactement les effets de l'astigmatisme consiste à placer devant son œil un verre cylindrique.

Il peut arriver que l'astigmatisme régulier complique la myopie ou l'hypermétropie. Dans ce cas, on corrige d'abord le défaut de longueur de l'organe, comme cela a été expliqué plus haut, avec le verre positif ou négatif approprié, et on lui ajoute ensuite le verre cylindrique correcteur de l'inégalité de courbure de la cornée ; on fait fabriquer à l'opticien un verre qui est une combinaison, une fusion, du premier avec le second (du cylindrique avec le sphérique concave ou convexe).

Exemple : un myope — 15 est en même temps astigmate horizontalement de — 30. Il lui faut un verre biconcave — 15 additionné d'un verre cylindrique — 30. Ces deux lentilles, fondues en une seule, donnent pour résultat un verre dont une des faces a une concavité — 15 et l'autre une concavité — 10, suivant un seul diamètre. C'est cette dernière concavité qu'il faut ensuite orienter horizontalement dans la monture (lunette ou pince-nez).

Voici un curieux exemple d'astigmatisme régulier : Un jeune homme s'aperçoit qu'il a mauvaise vue. Il va chez un opticien, choisit parmi les lunettes des myopes, en trouve une qui lui améliore un peu sa vision, il en conclut qu'il est myope. Au conseil de révision, il accuse cette infirmité ; on lui présente des verres de presbyte avec lesquels il lit ; on le considère comme animé de mauvaise foi. Plus tard, il consulte un oculiste. Ce dernier reconnaît qu'à l'œil nu, ce jeune homme distingue à peine à vingt pieds la première lettre de l'échelle (planche IV), ce qui, assurément, n'est pas très satisfaisant comme vision pour un militaire. Après quelques recherches, il découvre qu'il lui faut deux verres, un cylindrique concave — 12, orienté verticalement, et un cylindrique convexe + 14, placé horizontalement ; c'est-à-dire la combinaison d'un verre de myope avec un verre de presbyte et chacun uniquement pour une direction opposée l'une à l'autre, si je puis ainsi dire pour me faire mieux comprendre. De la sorte s'expliqua l'amélioration de la vue à l'aide des lunettes de myope, et la lecture avec les lentilles de presbyte.

La qualification de régulier, jointe au mot astigmatisme, fait supposer qu'il y en a un d'irrégulier. Il existe, en effet, des irrégularités de courbure de la cornée, des déformations dans sa convexité qu'on ne peut en aucune façon corriger avec des verres ; c'est l'astigmatisme irrégulier. Cette infirmité occasionne une vue très défectueuse, on le conçoit, à cause du trouble apporté, dans la production des images visuelles, sur la rétine, par les inégalités de la cornée, trouble dont on peut avoir une idée en regardant un paysage à travers un carreau de vitre plein de boursoufflures. Je ne puis pas entrer dans beaucoup de détails à ce sujet ; je me borne à signaler que les ophthalmies aiguës, les inflammations de l'œil, localisées sur la cornée, sont, la plupart du temps, la cause de cette infirmité.

Au contraire, l'astigmatisme régulier peut se produire sous l'influence des causes qui engendrent la myopie, ou être, comme elle, héréditaire ou congénital.

CHAPITRE VI.

Différence entre les deux yeux.

Est-il nécessaire d'avoir deux yeux ?
Quel est l'avantage de la vision binoculaire ?

Il est facile de s'en rendre compte. Fermez un œil avec un bandeau et essayez de vaquer à vos occupations habituelles. Le premier embarras que vous éprouverez sera de juger de la distance des objets. Vous planterez par exemple, votre plume devant l'encrier et vous y reviendrez peut-être à plusieurs reprises avant de l'y introduire. Vous dépasserez l'objet à saisir avec la main. Vous vous rendrez difficilement compte de l'intervalle qui vous sépare d'un meuble, etc.

Pourquoi toutes ces erreurs ? Parce que la vue avec les deux yeux nous donne la sensation du relief et que l'habitude nous a appris à reconnaître la distance d'une chose par son contour plus ou moins appréciable, ou plutôt par l'angle sous lequel son contour nous apparaît.

Ainsi, quand, placé à un mètre d'une statue de grandeur naturelle, on la regarde alternativement avec chaque œil, on s'aperçoit que l'œil gauche voit une partie du contour gauche que ne distingue pas l'œil droit. De même certaines photographies, vues à travers le stéréoscope, donnent la sensation du relief, parce que, formées de deux images, il y en a une qui représente ce que verrait un œil et la seconde ce que distinguerait l'autre organe ; la superposition des deux images donne la sensation du détaché. Ainsi, la vue avec les deux yeux nous indique le relief et la distance.

Ceux qui n'ont qu'un œil et ceux qui louchent ne sont arrivés, que par l'habitude et l'éducation, à reconnaître les distances, mais jamais ils n'acquièrent la notion exacte de la perspective.

Quand les yeux jouissent de vision différente sans strabisme, ils procurent néanmoins, quoique à un degré moindre, cette sensation si utile aux peintres, la notion de la perspective. Il ne faut pas s'étonner dès lors de rencontrer des dessinateurs qui, ne s'étant jamais doutés d'avoir un œil bon et l'autre défectueux, font des tableaux dont la perspective est exacte. Il est cependant pour eux de première nécessité d'y remédier.

Voici les cas qui peuvent se présenter :

I. Les yeux sont tous deux myopes, hypermétropes ou astigmates. — On donne alors à chacun le verre qui lui convient, si le dégré de myopie, d'hypermétropie ou d'astigmatisme d'un œil est peu éloigné de celui de son congénère. Mais on se contente d'en corriger un seul, quand les deux yeux diffèrent beaucoup entre eux; car des verres très différents, modifiant la grandeur des objets, il serait impraticable de procurer à chaque œil une image de dimension différente.

II. Un des yeux est normal. — 1° Ou bien l'autre est un peu myope, hypermétrope ou astigmate; alors sa correction est possible et même conseillée. Cependant, en général, on ne veut pas s'astreindre aux lunettes pour un seul verre. Le monocle est incommode et peu pratique;

2° Ou bien l'autre œil est, au contraire, fortement défectueux, et sa correction complètement impossible.

On rencontre des personnes offrant cette dernière combinaison : un œil normal et l'autre très myope; il leur arrive de se servir tantôt de l'un, tantôt de l'autre. On les

voit alors rapprocher beaucoup l'objet, puis l'éloigner ;
comme l'œil myope jouit d'une vision plus rapprochée, il
donne une image un peu plus grosse, aussi s'en servent-
elles pour voir mieux de petits détails. Ces personnes
arrivent à l'âge de la presbytie et prennent les lunettes
que leur œil normal réclame ; puis, il leur arrive qu'après
quelques années, les verres devenant insuffisants, elles
éprouvent de la fatigue et, au lieu d'en augmenter le pouvoir convergent, elles laissent les lunettes et continuent
leurs occupations en se servant alors de l'œil myope qui a
le privilége de voir de près. Elles croient embarrasser
l'oculiste en lui demandant l'explication de cette bizarrerie
qui consiste à abandonner les lunettes de presbyte après
s'en être servi pendant quelques années. La raison en est
bien simple et la preuve facile. Un œil est normal et l'autre d'une myopie moyenne.

CHAPITRE VII.

Du strabisme.

Certaines personnes ont l'air de loucher légèrement en
dedans. Cette apparence tient à ce que l'axe de l'œil ne
coïncide pas avec le rayon visuel. En d'autres termes, le
centre de la pupille n'est pas sur la ligne qui va depuis
l'objet considéré jusqu'au point de la rétine où se peint
l'image. Chez les myopes principalement, l'écart entre les
deux axes [1] est quelquefois très prononcé. Le milieu de

---

[1] Axe visuel et axe oculaire.

la prunelle se trouve en dedans de l'axe visuel, le regard paraît en convergence ; et en réalité, la personne ne louche point ; elle n'a qu'un strabisme apparent. Ce n'est pas un défaut de la vue.

Le véritable strabisme consiste dans une direction inharmonique de chaque œil. Par exemple, l'œil droit fixe un point et le gauche un autre, en convergence ou en divergence. Mettant de côté les strabiques de cause paralytique, traumatique, cérébrale, on a remarqué que sur cent personnes qui louchent en dedans, quatre-vingt-cinq fois l'œil dévié est hypermétrope, et sur cent qui ont la déviation en dehors, quatre-vingt-dix fois l'organe en divergence est myope.

Le strabisme divergent commence pendant l'enfance et dépend ou d'une grande différence entre la vision des deux yeux, ou d'un fort degré de myopie.

Lorsqu'un des yeux est normal et l'autre très myope, ce dernier, ne jouissant pas d'une perception très nette pour la vision éloignée, ne prend pas la direction corrélative de son congénère ; il lui manque la netteté de l'image pour le guider et subit alors l'influence des muscles qui président à ses mouvements. Il se laisse entraîner ordinairement en dehors. D'abord momentanée, cette déviation finit par persister et le strabisme divergent s'établit définitivement. Il y a cependant de nombreuses [exceptions.

Quand il y a forte myopie des deux yeux, avec difficulté de maintenir la convergence nécessaire pour la vision binoculaire de près, la lecture ne se fait que d'un œil, et l'autre, ne fixant rien, se tourne en dehors. Comme précédemment, la persistance s'établit.

Telles sont les deux causes principales du strabisme divergent. Le convergent a une autre origine.

Nous avons exposé la relation qui existe, dans la vision de près, entre le degré de convergence et l'effort d'accommodation, autrement dit l'exagération de convexité exécutée par le cristallin. L'hypermétrope ayant sans cesse recours à l'accommodation exagérée, il n'est pas étonnant qu'il produise en même temps une convergence dépassant le degré qui convient à la distance de l'objet; car la solidarité entre ces deux actions est forcée. Cette convergence outrée détermine un défaut harmonique dans la direction des yeux, l'un fixe un objet et l'autre regarde ailleurs; il en résulte la vue double ou diplopie. Mais rien n'est plus insupportable que de voir deux objets à la fois; aussi l'enfant, pour l'éviter, ne tient compte que de la vision d'un œil et néglige les images de l'autre. Au début, il fait usage tantôt d'un organe, tantôt de l'autre, dans la suite il arrive à se servir continuellement du même; l'autre, d'ailleurs, délaissé, s'affaiblit peu à peu et ne distingue bientôt plus les caractères d'imprimerie quelque gros qu'ils soient [1].

Les parents, d'habitude, mettent le strabisme sur le compte des convulsions, d'une position à contre-jour, du travail prématuré ou de toute autre cause. Il n'en est rien, attendu que, si cela était exact, on ne rencontrerait pas, parmi les organes déviés, uniquement des yeux défectueux, toute cause traumatique ou cérébrale écartée. Mais ce qui est vrai et qui a donné lieu d'accuser les convulsions ou le travail, c'est que d'ordinaire le strabisme

[1] Cette explication est incomplète, car, on rencontre des strabiques âgés de moins de vingt ans, qui peuvent lire avec chaque œil alternativement, et d'autres dont l'œil dévié jouit d'une vision très médiocre. C'est chez ces derniers, que le docteur Abadie a indiqué la répartition vicieuse des filets du nerf optique dans la rétine.

s'établit dans les premières années de la vie, dans le temps où les convulsions sont fréquentes et l'application prolongée est très préjudiciable.

On peut quelquefois, avec des verres appropriés, lutter avantageusement contre le strabisme en voie de formation chez un enfant, mais le remède le plus efficace c'est l'opération. Dans tous les cas, inoffensive, elle donne des succès absolument certains, quand elle est appliquée d'après les dernières indications de la science.

En voici un exemple remarquable que j'emprunte à de Wecker :

« Un instituteur suisse, fixé à New-York et atteint de « *strabotomanie* [1], s'était soumis en Amérique à huit opé-« rations successives pour se faire délivrer d'un faible « strabisme divergent. Il vint ensuite à Paris, où il subit « encore dix fois la même opération. Il parcourait les « cliniques en exigeant qu'on lui fît telle ou telle rectifica-« tion qu'il jugeait nécessaire. Le mouvement des yeux « et la physionomie n'avaient point notablement souffert « de toutes les opérations. »

Nous avons indiqué plus haut les conséquences du strabisme sur la notion de la perspective, nous n'y reviendrons pas.

CHAPITRE VIII.

Ophthalmies.

Je ne puis faire entrer dans le cadre restreint de mon travail, l'histoire de toutes les maladies des yeux. Je me

[1] Manie de se faire opérer du strabisme.

bornerai à indiquer les précautions à prendre pour éviter les inflammations aiguës auxquelles les gens du monde donnent le nom d'ophthalmies.

Quand un œil devenu douloureux, rouge et gonflé, pleure, ne peut supporter la lumière, et que ses paupières s'attachent l'une à l'autre avec la matière blanche qu'elles sécrètent, on dit qu'il est atteint d'ophthalmie.

Cette maladie sévit souvent sur les enfants, peu après leur naissance, et reconnaît pour cause alors, la négligence des lavages et autres soins de propreté, que réclame le nouveau-né au sortir du sein de sa mère.

Elle prend quelquefois le caractère épidémique dans les pensionnats, les casernes, les hôpitaux, tous endroits où un grand nombre de personnes séjournent dans un air vicié ; il suffit de signaler son origine pour faire comprendre l'importance de la ventilation et de l'aération dans les établissements publics.

Les changements brusques de température, au printemps et à l'automne, engendrent aussi des ophthalmies catarrhales peu graves en général, qui atteignent de préférence les enfants. On ne saurait trop veiller sur les soins à prendre par rapport aux jours de promenade, à l'habillement, aux jeux et aux lieux de recréation de la jeunesse.

L'ophthalmie prend parfois un caractère de gravité qui peut compromettre l'existence d'un œil en quelques heures. Dans ce cas, elle est produite par le contact de l'organe avec du pus ou tout autre liquide de nature virulente soit directement par les mains, soit indirectement par des linges malpropres. Je rappelle à ce sujet qu'on ne doit pas laisser les enfants d'une même famille en rapport avec celui qui est atteint d'ophthalmie ; qu'il faut bien se garder d'essuyer un œil sain avec un linge ayant servi à l'œil malade ; que les personnes chargées du traitement observeront la plus grande propreté afin d'éviter la contamination.

On a remarqué que les maladies des paupières, les affections de la cornée, les inflammations chroniques de l'œil reconnaissent pour cause la faiblesse du tempérament et la mauvaise constitution des enfants, soit que les conditions de nourriture, d'habitation, aient été contraires à l'hygiène, soit que la débilité ait fait partie de l'héritage paternel. Il faut alors s'adresser à la médication tonique et changer les conditions d'existence. Je rappellerai ce que je disais en commençant : le développement corporel doit toujours précéder la culture intellectuelle.

Je pourrais signaler les différents caractères que les ophthalmies prennent suivant les pays, les personnes, les tempéraments, les professions, etc., mais cela nous entraînerait trop loin ; je préfère attirer l'attention sur cet autre point, que l'ophthalmie est tantôt très intense, très aiguë, tantôt chronique, et que l'une et l'autre sont très rebelles.

Fréquemment aussi, elles ne se bornent pas à rendre le blanc de l'œil complètement rouge, mais elles attaquent la cornée. Cette membrane offre alors une petite plaie qui donne naissance à une tache blanche que le public a métaphoriquement dénommée *fleur*. D'habitude, dans ce cas, l'impression de la lumière est tellement insupportable à l'œil, et le flot des larmes, si abondant, qu'il est très difficile de reconnaître la lésion oculaire ; aussi, souvent et très rapidement des conséquences terribles se déclarent, telles que perforation de l'œil, fonte de l'œil, abolition complète de la vue par la production de larges opacités blan-

ches, etc. Il ne faut donc jamais temporiser en présence
d'une ophthalmie aiguë. On doit avoir recours à l'homme
de l'art dans le plus bref délai.

La science possède des moyens de remédier aux désas-
tres produits par les ophthalmies. Elle sait atténuer les
effets disgracieux de certaines *fleurs* de la cornée en les
noircissant par le tatouage ; elle peut rendre parfois la
vision à des organes, considérés peut-être comme absolument perdus, au moyen de l'opération de la pupille artifi-
cielle. Son procédé consiste à déplacer l'ouverture pupil-
laire ou à en créer une dans l'endroit où la cornée a
conservé sa transparence. Malheureusement, parfois aussi,
l'art ne peut rien et l'organe reste aveugle.

Parmi les conquêtes chirurgicales de l'esprit humain, il
n'en est peut-être pas de plus brillantes que celles où
l'homme intervient pour soulager les infirmités de la vue.
Sans compter l'ophthalmoscope , qui permet de lire au
fond de l'organe visuel, non-seulement le mal et le défaut
qui y existent , mais encore , dans des cas particuliers,
l'affection de la moelle épinière ou du cerveau en voie
d'anéantir les facultés intellectuelles et motrices ; le cou-
teau du chirurgien va chercher dans l'œil le cristallin
opacifié et rend au vieillard la vue de ses enfants, après
plusieurs mois de tristesse et de cécité ; il peut créer souvent dans l'organe maltraité par la terrible ophthalmie, un
nouveau passage pour la lumière ; toujours enfin, il donne
à la beauté le charme que le strabisme lui a ravi.

Arrivé à la fin de mon travail, je sens la difficulté de mettre à la portée de tout le monde les arcanes de la science.
Bien des points de cet ouvrage paraîtront obscurs , des
explications incomplètes, des faits dépourvus de preuves,
j'en conviens ; mais , pour vulgariser cette partie de la mé-

decine, il me fallait la dépouiller de son enveloppe magis-
trale, et la sortir de son domaine technique. Les choses les
plus simples pour celui qui sait, se montrent souvent très
compliquées à qui certaines notions font défaut. Une
seconde lecture faite avec attention suffit quelquefois pour
triompher de la difficulté.

J'ai essayé, j'ai fait de mon mieux, bien heureux si j'ai
réussi à détruire les préjugés et à faire connaître un peu
l'hygiène de la vue.

Fig.1.

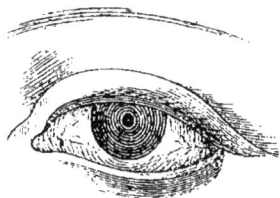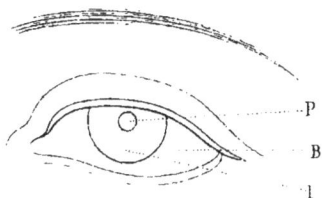

P
B
1

Fig. 2.

Fig. 3.

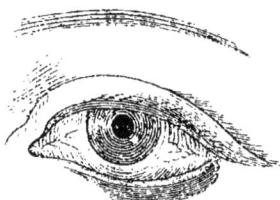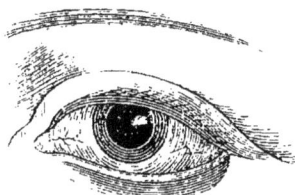

Fig 4.

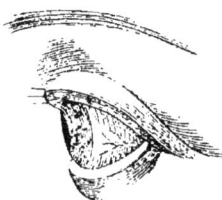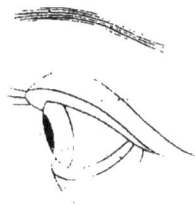

r
P
1

S
B
R

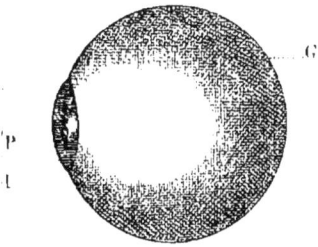

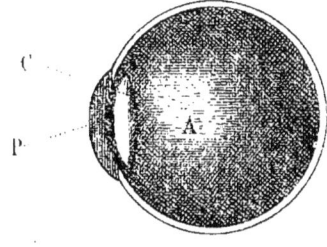

Fig. 5.

Fig. 6.

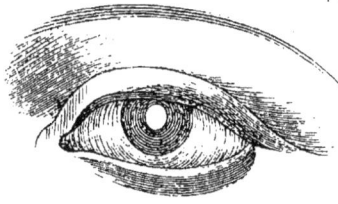

Fig. 7.

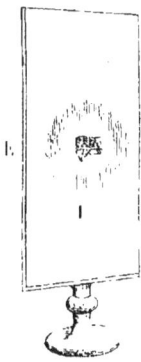

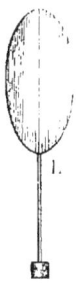

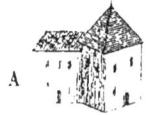

Fig. 8.

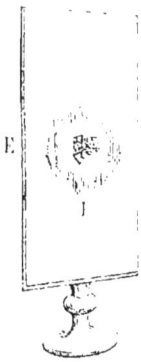

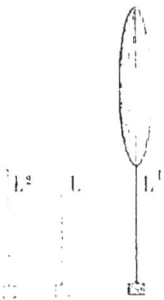

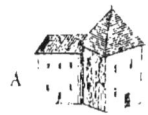

Fig. 9.

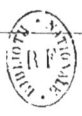

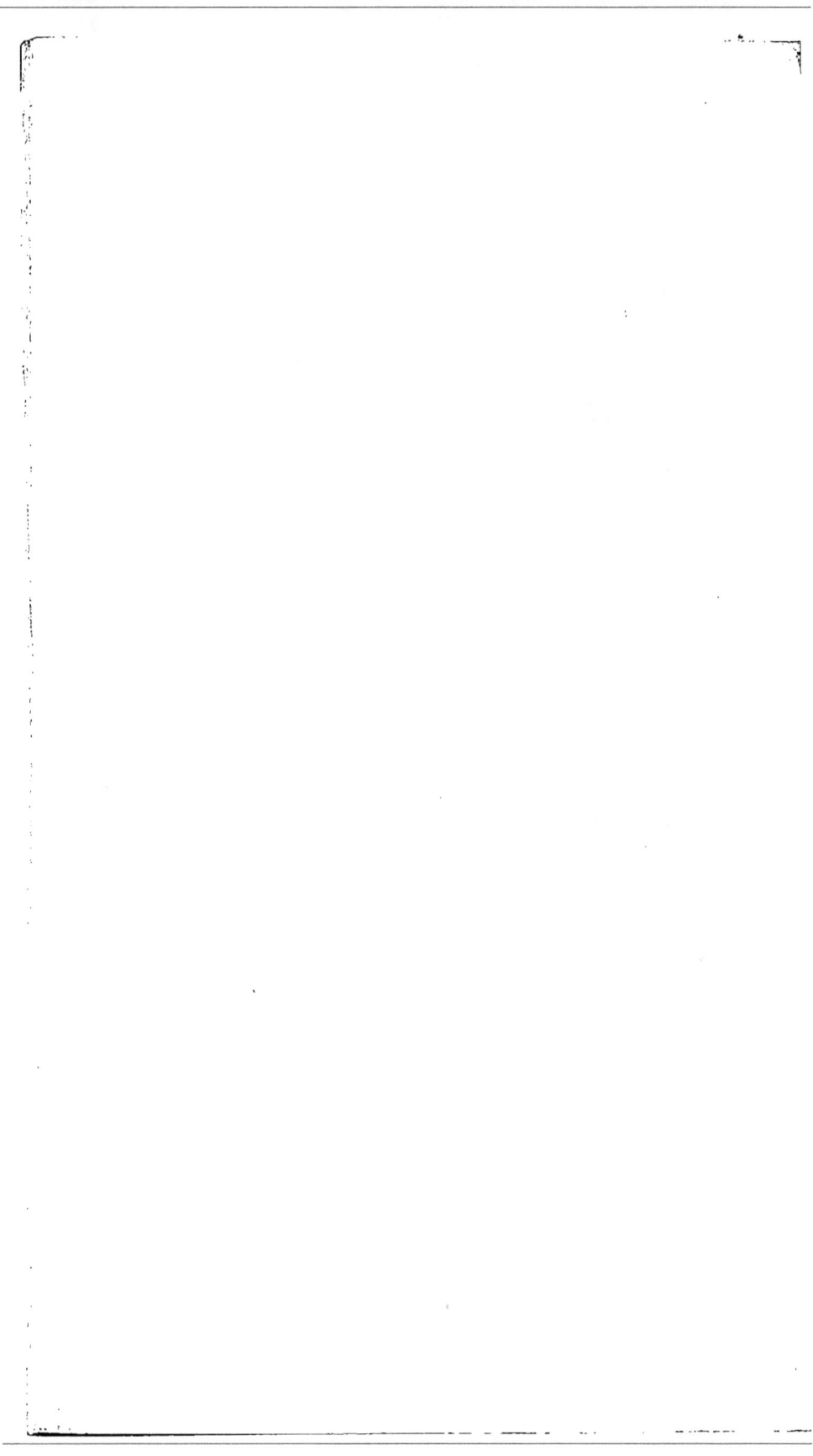

N° 200.

E

N° 100

C B

N° 70.

D L N

N° 60.

P T S R

N° 40

F Z B D E

N° 30

O S L C T G

N° 20

A P E O R F D Z

N° 15

N P R T V Z B D F H K O 15

N° 12

S U Y A C E G L N P R T 12

N° 10

V Z B D F H K O S U Y A 10

N° 8.

C E G L N P R T V Z B D 8

6½ | 5½

J'ai connu des gens élevés sur | père ; ils avaient retenu de ce genre
le seuil de la boutique de leur | de vie certaine connaissance pratique

4½ | 4

des hommes, certain penchant musard, le goût | les préjugés du quartier, on en a fait des avocats, des
des rues, quelque trivialité d'idées, la morale et | ministres, et, dans chacune de ces vocations, ils ont apporté

3½ | 3

de la boutique de portique bien des éléments funes ou immoraux | quelque mal, entamé leur propre chambré sur une face mémorable, sur une
toujours ineffaçables. D'autres, en ce temps-là, je veux dire vers | belle réserve. On y reste de-vous méditatifs, peu au fait des affaires de la

2 | 1½

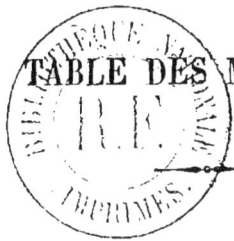

TABLE DES MATIÈRES

483. — CHAMBÉRY, IMPRIMERIE CHATELAIN, RUE DU VERNEY, 24.

EXPLICATION DES FIGURES

Fig. 1. — Œil avec la pupille étroite.

P. pupille. — I. iris. — B. blanc de l'œil ou sclérotique.

Fig. 2. — Œil avec la pupille un peu dilatée.

Fig. 3. — Œil avec la pupille très dilatée; le reflet du jour sur la cornée produit un point brillant devant la pupille.

Fig. 4. — Œil vu de profil.

P. pupille. — I. iris. — B. blanc de l'œil. — C. cornée. — S. paupière supérieure. — R. paupière inférieure.

Fig. 5. — Œil sorti des paupières et vu de profil.

P. pupille. — I. iris. — G. partie du globe de l'œil située dans l'orbite.

Fig. 6. — Œil coupé par le milieu pour laisser voir le cristallin C. placé derrière l'iris et la pupille P. — A. chambre oculaire ou intérieur de l'œil.

Fig. 7. — Œil atteint de cataracte; la pupille est blanche.

Fig. 8. — Expérience de la lentille et de l'écran : — E. Écran : — L. Lentille biconvexe de deux à trois pouces de foyer. — I. image renversée de l'objet A.

Fig. 9. — L'image est confuse, si la lentille est placée trop loin de l'écran, en L^1, par exemple, ou trop près, en L^2. Dans le premier cas, la lentille rappelle la disposition de l'œil myope, dans lequel le cristallin est trop éloigné de la rétine ; dans le second cas, elle rappelle celle de l'œil hypermétrope, ou œil trop court.

168

www.ingramcontent.com/pod-product-compliance
Lightning Source LLC
Chambersburg PA
CBHW071252200326
41521CB00009B/1727